23

T d 7.

DES SECOURS

QUE

L'ANATOMIE COMPARÉE

PEUT FOURNIR A

L'ANATOMIE PATHOLOGIQUE

PAR

LE DOCTEUR ROUDIL

Médecin-major au 73ᵉ régiment de ligne, chevalier
de la Légion d'honneur

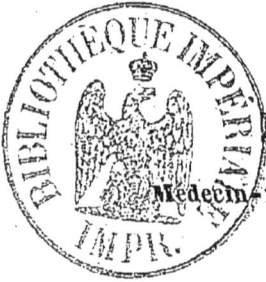

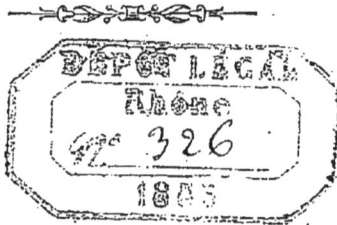

LYON

CHANOINE, IMPRIMEUR DE LA PRÉFECTURE

10, PLACE DE LA CHARITÉ

1855

DES SECOURS

QUE

L'ANATOMIE COMPARÉE

PEUT FOURNIR À

L'ANATOMIE PATHOLOGIQUE

Pour parvenir à faire une appréciation sage, consciencieuse, l'homme interroge la nature avec une opiniâtreté persévérante, poussé par un désir insatiable, celui de la vérité; il s'épuise en efforts pour dévoiler la nature, pour découvrir quelques-uns des nombreux ressorts qui font mouvoir l'admirable mécanisme du monde. Mais, pour qu'une appréciation offre toutes les conditions nécessaires, il faut se présenter sans passions, sans intérêt, quel qu'il puisse être, interroger, mettre à contribution toutes les lumières, tous les détails, disséminer ses recherches pour pénétrer l'objet à apprécier, pour surprendre quelque part sa mystérieuse discrétion.

Etudier les secours que l'anatomie comparée peut fournir à l'anatomie pathologique, telle est la tâche aussi large
que difficile que nous nous sommes imposée ; mais avant
d'entrer en matière, il faut bien en saisir l'esprit.

Nous devons d'abord porter nos investigations dans
l'immense domaine de l'anatomie comparée, c'est-à-dire
étudier l'organisation, la structure des animaux vivant et
sentant, sans nous occuper de la physiologie de leurs divers organes, et de leur état pathologique. Les considérations déduites de ces connaissances zoologiques porteront
leur influence directe, non sur l'anatomie ni la physiologie
humaine, non sur la pathologie de l'homme, mais bien sur
l'anatomie pathologique, sur cette science qui s'occupe des
altérations que subissent nos divers tissus, et nous permet-
tront de l'asseoir sur des fondements rationnels, et de ra-
mener à un principe unique l'ensemble des aberrations
congéniales.

Beaucoup d'auteurs ont traité des rapports de l'anatomie
comparée avec l'anatomie et la physiologie humaine ; mais
aucun, à notre connaissance du moins, ne s'est occupé de
l'influence de cette branche de la médecine sur l'anatomie
pathologique.

Les lésions dont l'anatomo-pathologiste recherche les
diverses conditions, peuvent être rangées en deux grandes
classes : les lésions *physiques* et les lésions *organiques*.
Chacune de ces divisions peut comprendre deux sous-divi-
sions : dans la première, rentrent les lésions qui datent de
la naissance et se rapportent à la vie intra-utérine, et les
lésions survenues pendant l'existence post-fœtale ; ces dernières sont dites *accidentelles*. Dans la seconde, les lésions
sont caractérisées par une simple altération des tissus qui
n'empêche pas de les reconnaître, par le développement,
à la place d'organes normaux, de matériaux de nouvelle

formation, appelés *cacoplastiques* par le professeur Lobstein, et que nous nommerons plus exactement *dysgénétiques* (δυς, difficile, mauvais, fâcheux, γένεσις, génération).

Prenant donc le mot *anatomie* dans son acception la plus rigoureuse et la plus étendue, *dissection comparée*, nous rechercherons par la dissection des animaux les moyens d'éclairer l'anatomie pathologique.

CHAPITRE PREMIER.

DES SECOURS QUE L'ANATOMIE COMPARÉE FOURNIT A L'ANATOMIE PATHOLOGIQUE DES LÉSIONS PHYSIQUES ET CONGÉNIALES.

Cette classe de lésions se compose d'une infinité de malformations, suivant le langage des auteurs anglais, que M. Geoffroi-Saint-Hilaire a réunies sous le nom d'*anomalies*, dans son ouvrage de *Tératologie*. Ces malformations peuvent se ranger toutefois en quatre genres : 1º les *absences* ou le défaut d'organes ou de portions d'organes ; 2º les *multiplicités* ou la répétition des mêmes parties ou de l'une de leurs portions ; 3º les *déplacements* qui consistent dans le changement de position des organes ordinairement liés entre eux, ou des parties dont l'un d'eux est normalement composé ; 4º enfin les *réunions*, état morbide ou anomal qui confond les tissus ou les organes naturellement isolés, ou rassemble des parties en un tout irrégulier.

Etudions chacun de ces genres, et voyons les secours que l'anatomie comparée procure à leur exploration et à la connaissance de leur histoire pathologique.

§ I.

Lésions congéniales par absence d'organes.

Les anomalies doivent être rangées parmi les états morbides : aussi, voyons-nous Bichat et Béclard traiter de ces lésions congéniales, à propos de l'anatomie pathologique des divers tissus généraux dont l'organisme se compose, et Mekel en faire le premier sujet de son Traité d'anatomie pathologique. Ecoutons M. Dezeimeris traçant l'histoire de l'anatomie pathologique : « La classification de Laënnec, dit-il, est incomplète, toute la classe des monstruosités y est omise ; cet auteur, beaucoup plus occupé de la recherche des maladies et de leur nature, a négligé toute cette face de l'anatomie pathologique à laquelle se rattachent plus particulièrement les lois de l'organogénie, etc. »

En effet, les dérangements dans la forme, les rapports, les portions des organes, apportent plus ou moins de trouble à l'accomplissement régulier des fonctions; ils en modifient plus ou moins l'énergie et la direction ; enfin, ils empêchent parfois la vie de se continuer après la naissance, ou même à diverses époques de l'existence extra-utérine. D'après ces différentes considérations, on nous accordera, sans doute, que les *anomalies* et les *monstruosités* humaines sont du ressort de l'anatomie pathologique.

Mais quelle influence peut donc avoir la connaissance de la structure des animaux sur ces diverses questions ?

Nous pourrions répondre d'une manière tout aussi brève que victorieuse, en signalant les travaux sur la structure des divers vertébrés, de Serres de l'Institut, de Geoffroi-Saint-Hilaire, du fils de ce dernier savant, et de plusieurs autres qui en ont déduit les lois les plus brillantes et les plus générales.

Qu'il nous suffise de dire, en ce moment, que l'homme passe, dans les diverses phases de son développement embryonnaire, par les degrés successifs de l'échelle zoologique ; qu'il prend d'abord la forme du poisson, et suivant Wagner, la principale structure, les *branchies*. Mais arrêtons-nous à cette dernière assertion, dont nous n'acceptons pas la responsabilité bien mieux soutenue par des hommes du mérite de Ratké, Wagner, Serres, Delpech, Breschet, etc. etc. En 1825, ce premier auteur reconnut une pareille disposition dans des fissures latérales de la région cervicale de plusieurs embryons fort jeunes, disposition analogue à celle de plusieurs poissons, et surtout du *blenius vivipare*. Serres a soutenu une opinion semblable au sein de l'Académie des sciences, en 1839.

Supposons qu'un embryon soit soumis à l'investigation d'un médecin : s'il rencontre des cicatrices, des fissures sur les côtés du cou, à quoi les rapportera-t-il ? A une inflammation ? Au hasard, comme nos bons aïeux ? Et si le fœtus conserve les traces de cette structure, comment les appréciera-t-il ?

S'il connaît, au contraire, la structure des animaux, si ses études anatomo-pathologiques lui ont montré les analogues et les ressemblances des divers états de l'œuf humain avec celui des vertébrés inférieurs, il ne sera pas étonné de cette disposition, et la rapportera à sa véritable cause.

Abordons maintenant les diverses anomalies du système

nerveux, et voyons si l'anatomie comparée viendra par de nouvelles ressources nous aider à lever un coin du voile qui couvre ce principe de l'école allemande que nous venons d'émettre, et qu'il est si important de démasquer.

Plusieurs individus naissent avec une absence complète de la partie postérieure des hémisphères cérébraux ; les lobes occipitaux n'existent point et le cervelet dépasse de beaucoup le cerveau. Où chercherons-nous la cause de cette structure vicieuse ? S'agit-il d'une lésion organique, d'une organisation primordiale, ou, plutôt, d'un état normal à une époque de la vie intra-utérine ? « Pour les aberrations de forme ou de nombre de parties, etc. écrit M. Serres, l'anatomie pathologique n'est autre que la répétition de l'embryogénie, ou la reproduction de l'anatomie comparative. » Nous trouvons Geoffroy-Saint-Hilaire plus explicite encore : « L'ordre suivant lequel les organes disparaissent chez les monstres, dit l'auteur de la *Tératologie*, est celui selon lequel on voit, dans la série des êtres normaux, l'organisation se simplifier et se dégrader successivement. Ils réalisent ainsi les diverses organisations inférieures à l'homme. »

Parcourons, sous ce point de vue, l'échelle zoologique, si nous désirons nous convaincre de la justesse des principes si bien développés par l'auteur de la philosophie anatomique. Ne voyons-nous pas, en effet, les quadrumanes, rapprochés de nous sous tant de rapports, offrir un cervelet non recouvert complétement par la partie postérieure du cerveau ; les carnassiers nous présenter aussi un cerveau bien moins étendu encore sur le cervelet, qui, chez les herbivores, dépasse presque entièrement ? Ne voyons-nous pas les rongeurs, dont la structure encéphalique rappelle à tant d'égards celle des oiseaux, nous présenter un cervelet à peine situé au-dessous de l'extrémité occipitale du cerveau. Cette conformation est on ne peut plus sensible chez les oiseaux, où ce même organe (le cervelet) est non-seulement totalement libre en arrière, mais encore se trouve réduit au lobe moyen ou fondamental de Gall ; disposition qui nous explique certains états pathologiques, où des sujets humains ont offert une absence des lobes latéraux du cervelet, comme Serres en rapporte des exemples dans son Traité d'anatomie comparée du cerveau. Poursuivons cet examen jusqu'aux reptiles et aux poissons, et nous trouverons le cervelet isolé du cerveau, et même les tubercules quadrijumeaux ou lobes optiques libres en apparence à la partie supérieure ; disposition bien propre encore à nous rendre compte de certains cas analogues observés dans l'espèce humaine.

L'encéphale présente encore chez l'homme des lésions par absence de l'une de ses parties ; lésions qu'il serait irrationnel de rapporter à quelque altération organique ; suite de l'inflammation ou de tout autre travail morbide, et que l'anatomie comparative conduit à sa source : à un arrêt de développement dans la série des phases organogéniques de l'être humain. Remontez l'échelle animale, et vous ne rencontrerez de corps calleux ni chez les poissons, ni chez les reptiles, pas même chez les oiseaux, et à peine chez les rongeurs.

Si le principe embryologique de l'école de Okon et de Spix est vrai, l'observation doit nous fournir des sujets dont le cerveau manque de corps calleux ou de mésolobe. Plusieurs auteurs, du reste, en rapportent des exemples, et le professeur Cruveilher en a cité un cas observé chez une jeune fille, dont l'intelligence avait été assez libre, mais dont les mouvements n'étaient pas très-énergiques ; fait qui pourrait servir d'argument contre l'opinion de Lapeyronie, qui chercha à soutenir que le corps calleux était le siége de l'intelligence, dans un Mémoire inséré parmi ceux de l'Académie des sciences, année 1720.

Riolan cite un cas d'absence des nerfs olfactifs, dont M. Magendie s'est emparé pour soutenir le peu d'importance de la première paire, et l'influence majeure du trifacial dans l'olfaction. A quoi attribuer des faits de ce genre; à une destruction organique? Mais il n'y a aucune trace de maladie intra-utérine par hydrocéphale partiel dont se prévalent ceux qui, avec Dugès, soutiennent cette dernière hypothèse. Quant à nous, nous n'y voyons qu'un arrêt de développement de cette partie du système nerveux; arrêt de développement qui reproduit la structure de certains mammifères. C'est ainsi que, malgré toutes les recherches de Blainville sur le cerveau du dauphin et de la plupart des cétacés, on n'a pu jusqu'ici découvrir de nerfs olfactifs chez ces animaux, et l'on est obligé d'admettre que la cinquième paire remplit exactement ici les fonctions des nerfs olfactifs, avec d'autant plus de raison qu'il peut en être ainsi chez l'homme, comme le soutient M. Magendie.

Les animaux invertébrés sont aussi privés des nerfs spéciaux de l'olfaction, quoiqu'ils perçoivent les odeurs et puissent distinguer ce qui leur est agréable et utile d'avec ce qui pourrait leur devenir nuisible. L'encéphale manque chez ces êtres inférieurs, et le tri-facial remplit non-seulement les usages de la première paire, mais encore de tous les nerfs des sens.

Comment, après une pareille démonstration zoologique, peut-on être surpris de retrouver parfois chez l'homme ces organisations transitoires de tout développement embryonnaire, à moins de les attribuer à un caprice, à une influence malfaisante de la nature, à un jeu de hasard, ou enfin à un travail désorganisateur. Pour nous, nous le répétons, la partie en défaut a subi le principe général, et s'est arrêtée dans son évolution.

Lisez le second volume de la *Philosophie anatomique*, et vous accorderez sans peine à l'anatomie comparée, d'être une mine féconde en précieuses données pour la connaissance des monstruosités humaines.

Pour débrouiller le chaos dans lequel se trouvaient ces lésions nombreuses et si remarquables, Geoffroi-Saint-Hilaire s'est emparé de la structure embryonnaire des animaux vertébrés, et c'est en constatant le nombre des os de la tête chez eux, à cette période de leur développement, que l'auteur de la philosophie anatomique a pu déterminer le nombre de pièces dont se compose l'amas d'os ou de portions osseuses qui forment la masse céphalique des *anencéphales*. Il a en défini toutes les portions, analysé tous les changements, apprécié de la manière la plus rigoureuse la signification. Enfin, il a démontré dans cette extrémité céphalique où l'on ne reconnaissait aucune loi, tous les éléments de la tête à l'état embryonnaire, de sorte que le nombre des êtres humains appelés *acéphales* a singulièrement diminué et a été apprécié à sa juste valeur.

Etayons notre principe par un plus grand nombre d'observations : qu'un individu se présente à vous privé de vésicules séminales, comme dans les exemples rapportés dans la *Tératologie*, où en chercherez-vous la cause et la raison? A quoi attribuerez-vous cette absence ? La rapporterez-vous à une destruction morbide? Mais rien n'en justifie l'admission, tandis que l'étude de la structure des vertébrés inférieurs vous fournit des états semblables, qui vous font connaître la nature de cette lésion, et, en outre, comment l'individu a pu vivre, exécuter ses fonctions, selon ses analogies organiques avec certains mammifères.

Le genre *canis*, comme tous les *carnassiers*, les *rumi-*

nants, les *cétacés* et les *marsupiaux* n'ont pas de vésicules
séminales, et cette disposition nous donne une nouvelle
preuve de la conformité organique de l'échelle animale.

On cite encore des exemples d'atrophie et d'absence
presque complète de la prostate; et nous n'en sommes
nullement étonné, puisque l'homme a passé dans son évolution fœtale par la structure des rongeurs, qui manquent
de cet organe suppléé chez eux par deux vésicules séminales accessoires.

Il n'est pas rare de voir des sujets n'ayant pas de testicules dans le scrotum : les observations de ce genre sont
fort communes et très-connues ; mais l'anatomie comparative avait déjà montré la possibilité du fait. Les quadrumanes, les carnassiers, les ruminants et les solipèdes
présentent des bourses renfermant toujours les testicules,
comme chez l'homme normal ; mais les rongeurs n'ont les
testicules hors du ventre que lors du rut. L'échidné, l'or-
nithorynque, la baleine, l'éléphant, ont toujours ces organes dans l'abdomen, comme les *oiseaux*, les *sauriens*,
les *chéloniens* et les *ophidiens* (Flourens). De cette analogie de structure embryonnaire ne devons-nous pas conclure que, chez les sujets accusés autrefois de manque de
testicules, il y avait seulement arrêt de développement et
présence de ces organes dans l'abdomen ?

Une des anomalies les plus remarquables est sans con-
tredit l'absence de la matrice. Entre autres circonstances
qui peuvent appeler le praticien à explorer les parties
sexuelles des jeunes personnes qui sont sur le point de
se marier, nous signalerons l'absence des règles. Supposons, comme cela arrive souvent, que ce vice soit dû au
défaut complet de l'utérus ; que devra-t-on en conclure ?
Car ces filles jouissent d'une bonne santé, et l'autopsie
n'a jamais rien découvert de morbide, rien qui annonçât

une destruction pathologique de la matrice. Dira-t-on encore que c'est un jeu de la nature? Mais la nature, comme le dit Buffon, est l'ensemble des lois qui régissent le monde, et elle n'abandonne jamais ses lois ; l'homme seul lui attribue les erreurs de son imagination. Nous dirons que le sujet se développait normalement, que la matrice était sur le point de paraître quand elle a été arrêtée dans son évolution, et que l'organisation de l'individu femelle n'a pu dépasser son degré de ressemblance avec les *oiseaux* ou les *reptiles*, qui n'ont pas de matrice, mais un simple cloaque.

Nous pourrions, en parcourant le vaste champ des anomalies par absence, citer encore de nombreux exemples et en apprécier leur valeur par la ressource des connaissances zoologiques; mais nous devons aborder un autre genre de lésions anatomo-pathologiques non moins intéressantes, les *multiplicités.*

Nous n'avons pas ici à nous occuper des cas où les organes sont multiples par la fusion ou l'adossement de deux individus, mais de ceux sur lesquels l'anatomie comparée peut jeter quelques lumières ; encore nous bornerons-nous à citer quelques exemples faciles à multiplier par des recherches historiques.

Nous avons recueilli l'observation d'un ancien militaire, mort le 22 novembre 1854 à l'Hôtel-des-Invalides, dont les poumons offraient quatre lobes du côté droit et trois du côté gauche. Dubrueil a cité une disposition semblable chez un militaire mort en 1829, disposition qui se trouve chez plusieurs mammifères, et chez une espèce de singe appelé patras. On a aussi rencontré les poumons de l'homme réduits à un seul lobe, comme ceux de l'éléphant; analogie qui indique assez dans ces deux cas, qu'il n'y a pas altération organique, réunion pathologique, mais bien lésion congéniale.

D'après Mekel et Cuvier, la trachée artère des grands vertébrés est pourvue de fibres charnues sous-muqueuses, qui permettent aux canaux aériens de se contracter ; ne soyons donc pas surpris d'en découvrir chez l'homme, lorsque les catarrhes chroniques ont facilité leur manifestation chez les vieillards surtout, ainsi que la nécropsie nous l'a démontré souvent à l'Hôtel-des-Invalides, et croyons plausible l'opinion qui attribue certaines espèces d'asthmes à l'action pervertie de ces faisceaux musculeux.

Lorsque l'aorte se divise, aussitôt après sa naissance, en deux branches, l'une ascendante, l'autre descendante, nous en trouvons la raison dans la persistance de l'état inférieur propre aux *ruminants* et à plusieurs *pachydermes* ; tantôt de la crosse aortique partent deux troncs fournissant de chaque côté la carotide, l'axillaire et la vertébrale, et la structure du *dauphin* nous en donne la clef ; tantôt on rencontre l'artère pulmonaire confondue à son origine avec l'aorte, et l'organisation des *batraciens* nous en donne l'explication.

L'estomac est aussi le siége de certaines anomalies, dont la structure composée des animaux nous donne la raison ; c'est ainsi que ce viscère est parfois séparé en deux poches, par un étranglement analogue à celui du même organe chez les *rongeurs* en général. Billard rapporte avoir vu un estomac dont la face interne avait des replis polygonaux semblables à ceux du bonnet des *ruminants*, dont la panse se reproduit parfois dans l'espèce humaine, où l'on a vu l'estomac rempli de villosités. Le jabot s'observe principalement chez les *oiseaux gallinacés*, chez ceux-là surtout qui se nourrissent de grains durs. L'estomac glanduleux se trouve chez tous les *oiseaux*, et est pourvu en dehors de la muqueuse d'une couche glanduleuse assez semblable au pancréas ; ces deux sortes d'estomacs sont des dilatations de l'œsophage analogues à celles de l'homme en certains cas anormaux.

La multiplicité des organes atteint les parties les plus importantes à certaines fonctions. On a observé, dit M. Geoffroi-Saint-Hilaire, l'existence de deux verges qui fonctionnaient également. M. Marc, dans ses cours de médecine légale, en cite une autre observation; et cette anomalie trouve son application chez les serpents et les lézards, dont les corps caverneux sont doubles et complets, de manière à former une verge double. Le nombre des mamelles est loin d'être toujours identique; il égale celui de la portée ordinaire ou possible, non-seulement chez la femme, mais encore chez tous les vertébrés. Nous ne devons pas nous étonner de les voir se multiplier, lorsque les autres mammifères en ont un plus grand nombre que la femme, et que la portée de celle-ci peut dépasser les gestations doubles. Il serait oiseux de multiplier ici des faits de ce genre, quand la science en renferme tant. Si nous n'osons nous prononcer sur la nature des tumeurs, dont parle l'habile docteur Martin de Lyon, présentant le volume d'un œuf de poule, développées sous les aisselles, derrière le rebord des muscles grands pectoraux, *au sixième mois d'une quatrième grossesse*, nous ne pouvons émettre le moindre doute sur la tumeur qu'Anne de Boulen, victime du voluptueux et cruel Henri VIII, portait entre les deux mamelles normales. Il est à remarquer que cette belle et malheureuse femme avait non-seulement une mamelle surnuméraire et une dent mal rangée, mais qu'elle était encore sex-digitaire.

L'œuf humain, dans ses annexes, est aussi le siége des anomalies dont nous parlons, et dont l'anatomie comparée et la connaissance du principe déjà énoncé donnent la raison. Le placenta est unique ordinairement dans l'espèce humaine, les *carnassiers*, les *rongeurs*, et se continue avec l'utérus par les vaisseaux utéro-placentaires, mais parfois il est formé de plusieurs masses isolées; enfin il est multiple comme chez les *ruminants*, et n'a point de vaisseaux utéro-placentaires. « D'abord deux vaisseaux ombilicaux entrent dans le champ du poulet, dit M. Serres, se portent vers le cœur, se trouvent en contact, et se réunissent pour former une seule aorte, qui aussi a été primitivement double, d'après la loi que tout vaisseau de l'embryon placé près de la ligne médiane, tend à se rapprocher de celui du côté opposé et à se confondre avec lui pour ne former qu'un seul tronc, si aucun organe intermédiaire n'y met obstacle.

Aussi les animaux inférieurs offrent-ils l'état embryonnaire de l'homme : les reptiles, par exemple, chez qui l'aorte est double. C'est ainsi que certains états de l'homme ont offert l'aorte bifurquée et insérée dans le ventricule gauche. D'après cette loi de formation centripète applicable à toute l'échelle animale, tout vaisseau médian chez l'adulte est double chez l'embryon : telle est l'aorte, les veines caves, etc. ; c'est pourquoi on a trouvé chez l'homme les veines caves doubles (Mékel), disposition normale chez les *reptiles*. La veine ombilicale, simple dans l'espèce humaine, se présente parfois double, comme cela a lieu pour beaucoup de mammifères. D'après cette loi, tout s'explique : l'état anormal est dû à un arrêt de développement, la partie est restée à une des phases normales de son organisation embryonnaire, et ce n'est point une partie créée de toutes pièces.

On rencontre assez fréquemment un grand nombre de rates, depuis deux jusqu'à quinze. Croirons-nous que ce sont vraiment des organes surnuméraires, des créations tout à fait nouvelles, des divisions pathologiques ? Non,

car l'anatomie comparée nous apprend qu'il n'y a là aucune partie de créée, mais que c'est un état normal de
l'évolution organique, dont plusieurs états réguliers dans
l'échelle zoologique nous donnent des exemples : ainsi,
les pachydermes, l'éléphant surtout, possèdent des rates
ainsi arrangées en sorte de chapelet, et pendant toute
leur vie. On nous objectera peut-être que ces anomalies
sont démontrées par l'embryogénie, et nous en convenons;
mais aussi nous accordera-t-on que l'étude de l'anatomie
comparative seule permet d'en comprendre la raison la
plus philosophique. En effet, cette science nous montre
les relations de l'organisation de tous les vertébrés, les
lois qui président à leur formation ; elle a principalement
éclairé les connaissances des monstruosités et des anomalies, qui, avant les travaux de nos plus grands zoologistes, étaient l'objet des plus grandes erreurs, et n'avaient
d'autres explications que celles enfantées par la supersti-
tion et les plus absurdes préjugés.

Il est facile de voir, par les faits que nous avons déjà
rapportés, combien certaines lésions anomaliques sont
plus fréquentes que d'autres. L'anatomie comparée vient
encore, ce nous semble, rendre cette question assez facile
à résoudre, d'après le principe tant de fois invoqué dans
le courant de cet opuscule. Examinons, en effet, la structure des vertébrés inférieurs, et nous y trouverons la raison de la fréquence relative des anomalies humaines.
Nous avons cité l'existence encore contestée des branchies
sur les côtés du cou de l'embryon ; ces cas sont extrême-
ment rares, et se rapportent à l'état des squamifères ou
piciformes ; deux verges ont été rencontrées chez le même
sujet, et nous avons vu que c'était là l'organisation de
plusieurs réptiles ; l'absence de la matrice s'est montrée
plus souvent encore, et nous avons retrouvé cette dispo-

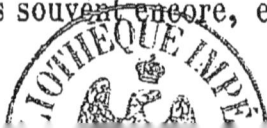

sition jusque dans la structure des oiseaux. Parmi les anomalies déjà rapportées, les plus fréquentes sont la multiplicité des lobes pulmonaires, des rates, des vaisseaux aortiques, l'absence des lobes postérieurs du cerveau, du corps calleux, des nerfs olfactifs, des vésicules séminales, de la prostate, etc. Or, ne retrouvons-nous pas là tout autant de traces des phases supérieures de l'évolution des mammifères?

Ainsi donc, les anomalies sont d'autant plus ordinaires chez l'homme, qu'elles se rapprochent d'une phase plus complète de son développement, et par conséquent des êtres plus voisins de l'espèce humaine. Ce principe, dont nous n'avons vu nulle part l'énoncé, nous a paru démontré par l'examen attentif du plus grand nombre de cas pathologiques comparés à la structure générale des animaux; nous espérons l'appuyer par des preuves de plus en plus multipliées, à mesure que nous avancerons dans notre travail : hâtons-nous donc d'entrer dans la carrière des anomalies par *division d'organes*.

Parmi les différentes divisions d'organes, nous signalerons la séparation totale des nerfs optiques chez les poissons, où ils s'entre-croisent complétement et ne sont nullement adhérents; nous ferons observer que cette séparation n'a plus lieu chez les reptiles, et *à fortiori* chez les oiseaux, et que les mammifères présentent ces nerfs tellement serrés et confus, que les anatomistes sont loin d'être d'accord sur leur mode de jonction. De cette disposition, et d'après la loi que nous venons d'émettre dans le précédent paragraphe, nous concluons que, si la séparation des nerfs optiques se présente chez l'homme, ce cas doit être fort rare, ainsi que nous le voyons par le peu d'exemples qu'en ont rapporté quelques auteurs, et dont un seul est bien remarquable, celui de Vésale. Connaissant toute la profondeur du principe de l'évolution zoologique, nous sommes loin de rejeter ce fait, par cela seul qu'il a été rarement observé; nous dirons même, avec M. le professeur Lordat (*Des cas rares*, 19), qu'il faut bien se garder de croire que les cas rares adoptés par Schenck, Fabrice de Hilden, Bartholin, Haller, ne soient que des légendes sans critique; de pareils hommes ne les ont admises que d'après les règles logiques relatives à la certitude morale.

Le canal central de la moelle épinière, dit M. Cruveilher, admis par quelques anatomistes, est incompatible avec l'organisation de la moelle; il en est de même des canaux latéraux, dont Morgagni et Gall ont rapporté des exemples.

Loin de rejeter ces faits, et surtout le cas relaté dans les lettres anatomico-pathologiques de Morgagni, nous sommes convaincu qu'un pareil état doit se rencontrer à certaine époque de l'évolution de l'œuf humain, puisque ces canaux existent chez les poissons, où ils se prolongent jusque dans les corps optiques; ce qui vient à l'appui de notre assertion, c'est que MM. Serres, Velpeau, Delpech, ont signalé cette disposition sur tous les fœtus humains de quatre mois.

Bichat avait accordé une telle importance aux ganglions nerveux, qu'il en avait fait des espèces de cerveaux indispensables; tandis que, selon lui, les filets anastomotiques étaient presque indifférents à l'organisation du système nerveux de la vie végétative. Il s'était appuyé sur quelques observations superficielles d'anatomie comparée, pour montrer que les anastomoses des ganglions thoraciques pouvaient manquer, de manière que ces renflements nerveux se trouvaient isolés les uns des autres, et même qu'ils manquaient à la région cervicale. L'étude sérieuse de l'anatomie comparative est venue nous montrer combien était erronée l'opinion de l'auteur de l'*Anatomie générale ;* elle nous fait suivre toutes les communications dont Bichat avait nié l'existence ; elle découvre les ganglions cervicaux dans le canal vertébral des oiseaux ; enfin, elle présente la diminution successive des ganglions dans la série zoologique, alors que les anastomoses sont constantes. C'est ainsi que s'expliquent les variétés de nombre et de disposition des ganglions cervicaux de l'homme.

Les divisions des cavités du cœur trouvent encore leur explication dans la structure permanente de certaines époques de l'évolution zoologique. Ainsi, selon Wolff, Pagès, etc., le cœur humain n'a souvent qu'un ventricule en communication avec deux oreillettes ; et nous savons que toute la classe des reptiles nous offre cette structure plus fréquemment que celle propre aux poissons, où il existe une seule oreillette avec un seul ventricule, comme le fœtus humain l'a offert à Mekel. Haller dit avoir rencontré une oreillette unie à deux ventricules, et, d'après Mekel, le crocodile appelé *Lucius*, aurait aussi le ventricule divisé en deux parties par une cloison complète. N'allons pas croire toutefois que les états anormaux que nous venons d'exposer, soient toujours incompatibles avec la vie ; car M. Breschet cite l'exemple d'un individu qui vécut vingt ans, malgré la communication des deux espèces de sang au sein du cœur.

Le foie offre aussi des traces de divisions plus ou moins profondes, qui rappellent l'état normal de certains vertébrés ; car, dans cette classe, le nombre des lobes hépatiques est toujours de beaucoup supérieur à celui de l'homme, que l'on peut regarder comme unique. Cuvier réduisit à une règle générale le nombre des lobes du foie ; il reconnut qu'il existait d'abord une portion centrale, qu'il appelle lobe fondamental ou médian, auquel se rattachent deux lobes latéraux et enfin deux lobes dits accessoires ; et, en effet, ces cinq portions hépatiques se rencontrent ordinairement dans la série zoologique, et quelquefois l'espèce humaine présente des états organiques plus ou moins rapprochés, nullement dus à une division après formation et par l'effet d'un travail organique.

La division de la matrice est peut-être une des anomalies que l'on rencontre le plus fréquemment. Et comment en serait-il autrement, si le principe que nous avons signalé est exact, puisque cette disposition s'observe normalement chez les êtres très-rapprochés de l'espèce humaine ? La division de cet organe peut n'atteindre que sa partie supérieure, ou bien cette portion utérine en totalité, ou enfin s'étendre à tout l'organe. Le professeur Dubrueil montrait dans ses leçons, aussi intéressantes que fructueuses, deux matrices offrant cette malformation : l'une présentait une division complète en deux véritables moitiés de matrice avec leurs annexes correspondantes ; l'ouverture inférieure de chacune d'elles s'ouvrait dans le vagin séparément de celle qui lui était adossée ; il existait même à la partie supérieure du vagin une espèce de valvuve médiane qui pouvait faire croire à un commencement de division de ce dernier canal, comme le professeur Velpeau en cite des exemples dans son *Traité d'accouchements*. Dans le second cas, la division affectait seulement le corps de l'utérus. Le col de cet organe est tantôt simple, comme dans les observations publiées par Baulin, Sylvius, Riolan, Tiedman ; tantôt bifurqué, de telle sorte que la matrice est totalement double comme dans le cas que nous venons de décrire et de même que ceux rapportés par Bartholin, Haller, Dupuytren, etc. Tous ces cas divers d'anomalie sont la conséquence du même principe : ainsi, parmi les quadrumanes, la femelle du makis a un utérus bilobé à son fond seulement, état intermédiaire entre la structure régulière de la matrice de la femme et celle de l'utérus bifide dans tout son corps, appartenant aux carnassiers chez qui les deux portions symétriques se prolongent latéralement en deux aduterums, selon l'expression de Geoffroi-Saint-Hilaire. La matrice présente chez les rongeurs une conformation différente; non-seulement son corps est divisé, mais encore tout son col, de manière à constituer deux portions utérines distinctes.

Qu'il nous soit permis de fixer encore une fois votre attention sur le degré inférieur des rongeurs parmi les mammifères, et sur l'appui que cette détermination zoologique donne à la loi que nous cherchons à établir par des preuves multipliées. Nous voyons que la division complète de la matrice chez la femme, est beaucoup plus rare que la simple division du corps de l'utérus, et surtout que celle du fond de cet organe. Or, c'est là précisément la progression ascendante de l'évolution utérine dans la série des mammifères, comme nous venons de le voir.

. Les anomalies par *réunion* sont très-fréquentes chez l'homme; mais l'anatomie comparée ne peut les éclairer qu'autant qu'elles se présentent chez les animaux qui lui sont inférieurs; et nous aurons bientôt à nous occuper de ces lésions. On a cependant rencontré quelquefois les hémisphères cérébraux réunis comme chez l'oiseau. Si l'on trouve, chez certains nouveau-nés, l'anus placé dans l'aine et surmonté de l'orifice du vagin et de celui de l'urètre, suivant l'organisation de la femelle des taupes, il existe, chez d'autres individus, un vestibule commun ou cloaque semblable à la structure des monotrèmes et de beaucoup d'autres animaux. La réunion du rectum au vagin dans un de ses points ou dans son fond, n'est pas fort rare ; et le docteur Cazamayor en a publié un exemple, il y a peu d'années. Les oiseaux nous offrent aussi les ouvertures des œufs, ou les oviductes et le rectum s'ouvrant dans une seule cavité ou cloaque, disposition analogue à une anomalie qui se présente quelquefois chez la femme, et que l'on conçoit bien en supposant que le rectum et le vagin plus courts qu'à l'état normal, remonte dans l'épaisseur des parties du bassin ; évidemment alors, il y a communication de ces cavités.

Cazamayor essaya de guérir un cas de ce genre, et il entrevoyait déjà un succès bien remarquable, quand une péritonite sur-aiguë vint lui enlever sa malade. Le professeur Roux voulut aussi remédier à une pareille difformité, en ouvrant l'abdomen et faisant communiquer la partie intestinale ouverte dans le vagin, avec la portion restante du rectum ; mais il y eut méprise des bouts du tube digestif, et la malade succomba à l'opération.

Nous renvoyons les anomalies par déplacement au chapitre suivant, consacré à l'anatomie pathologique comparée.

CHAPITRE II.

INFLUENCE DE L'ANATOMIE COMPARÉE SUR L'ANATOMIE PATHOLOGIQUE DES LÉSIONS ORGANIQUES.

L'étude de l'anatomie comparée semble nous imposer ici une nouvelle loi, non moins importante à l'anatomie pathologique ; nous l'établirons de la manière suivante : *Toute lésion de l'œuf humain sans analogue dans l'état normal des divers êtres de l'échelle organique, est due à une maladie intra-utérine.* Nous n'hésitons nullement à émettre cette proposition si féconde en aperçus scientifiques, et dont nous allons cimenter les fondements par les preuves les plus frappantes.

L'auteur de la *Philosophie anatomique* a prétendu dans son immortel ouvrage, que l'hydrocéphale était l'effet d'un arrêt de développement du cerveau, survenu alors qu'il est fluide, c'est-à-dire vers le premier temps de la conception ; tandis que Chaussier, Dugès et beaucoup d'autres, ont écrit que la destruction du cerveau, ou plutôt sa dissolution, était le résultat d'une maladie intra-utérine, de l'hypersécrétion de sérosité qui s'opposait à l'évolution encéphalique. Nous adoptons l'opinion des savants professeurs que nous venons de nommer, puisqu'on ne découvre rien au milieu de cette liquéfaction de substance cérébrale, qui puisse rappeler une organisation quelconque. Car, si parfois on a trouvé en suspension, dans ce liquide céphalique, certaines portions reconnaissables du cerveau, cela tenait à l'état déjà avancé de l'organisation de cet organe, et prouvait en même temps, non l'arrêt de développement, mais l'action du liquide sur la pulpe nerveuse altérée par un travail désorganisateur. Enfin, ce qui prouve qu'il n'y a là qu'une maladie fœtale, c'est que nous ne rencontrons aucun vertébré dont le cerveau normal offre l'état morbide de l'hydrocéphale humain.

L'hydrorachis a été aussi attribué par Geoffroi-Saint-Hilaire à un arrêt de développement, et Serres de l'Institut a admis le même phénomène, pour expliquer la séparation des deux moitiés postérieures des vertèbres, qui donne issue à la tumeur rachidienne. L'on sait encore que le professeur Cruveilher a cru reconnaître la raison du *spina-bifida* dans l'adhérence des méninges avec les enveloppes du fœtus, qui, par cela même, s'opposaient mécaniquement à la réunion des lames vertébrales. Chaussier, Dugès et Mme Lachapelle, n'ont vu dans l'hydrorachis qu'une hydropisie de la moelle, et surtout du canal central dont ce cordon nerveux est creusé jusqu'au cinquième mois de la vie fœtale. Aux yeux de Richter, l'hydrorachis ne reconnaît d'autre cause que l'absence d'une ou de plusieurs apophyses épineuses ; et, selon les Arabes, la tumeur en serait elle-même le motif suffisant. Nous dirons, nous, que l'altération de la moelle qui se trouve toujours dans l'hydrorachis, est la conséquence d'une maladie, parce que rien ne démontre une organisation arrêtée ; que l'accumulation de sérosité est évidemment due à une sécrétion pathologique, et ne constitue point ce liquide primitif de la substance nerveuse qui existe, même dans un état morbide ; en un mot, qu'il s'agit d'une maladie intra-utérine ; et la plus grande preuve pour nous réside dans l'organisation rachidienne de tous les vertébrés, où l'on ne voit aucun état normal qui puisse rappeler l'hydrorachis de l'espèce humaine.

On s'est beaucoup occupé des lésions des articulations, et Blumenbach les rapporte à une aberration du *nisus formativus ;* Marjolin, avec les Anglais, à une *malformation,* et Delpech, à une aberration de la *puissance orthomorphe.* Il suffit de jeter un coup d'œil sur l'échelle zoologique, pour se convaincre qu'il n'existe rien de semblable à ces malformations fœtales dans la structure des vertébrés, d'où nous concluons qu'il s'agit ici d'une maladie, d'une lésion organique extra-utérine. Dupuytren et Cruveilher le pensent aussi, sans attribuer cependant cette lésion à la même cause. L'ancien chirurgien de l'Hôtel-Dieu de Paris prétend que la luxation congéniale de la hanche reconnaît pour cause une tumeur blanche intra-utérine, tandis que l'auteur du grand ouvrage sur l'anatomie pathologique croit à une luxation accidentelle pendant la même période de la vie. Nous sommes de l'avis du professeur de Paris, mais nous pensons aussi que cette lésion peut dépendre d'un déplacement violent de la tête fémorale, par suite de la position vicieuse des membres inférieurs dont Cruveilher donne des exemples dans les dessins annexés à son grand travail. Quant à la discussion qui existe sur la nature des vices articulaires, si nous n'accordons trop de confiance au principe que nous développons, elle se trouve tranchée par le fait seul que l'anatomie comparative ne présente, dans aucune classe, de conformation semblable comme état normal.

Cette loi est encore applicable aux pieds-bots et aux mains tournées ou mains-bottes, que nous regardons comme des lésions organiques, puisque rien de pareil n'a lieu chez les vertébrés. Du reste, personne n'admet plus aujourd'hui qu'elles soient l'effet d'un principe originel, de l'imagination de la mère, etc., mais bien d'une compression prolongée de ces parties contre les parois de la matrice ou les diverses régions de l'œuf.

Les lésions par adossement et réunion de plusieurs portions semblables ou de deux individus, ne fixeront pas longtemps notre attention ; car l'anatomie comparée nous offre seulement des faits multipliés, que nous pouvons étudier aussi chez l'homme.

Sous le nom de *diplogénèse*, dit M. Olivier d'Angers, on confond les monstruosités par inclusion d'un fœtus dans un autre, soit dans la cavité abdominale par suite de *l'adhérence embryonnaire de l'un aux intestins de l'autre*, avec lesquels il est rentré dans le ventre ; soit dans une poche sous-cutanée, le scrotum le plus souvent ; soit par implantation d'un fœtus plus ou moins incomplet sur divers points de l'autre ; implantation qui peut aller jusqu'à la fusion presque complète de deux individus.

Ce fut par la dissection des animaux que plusieurs vétérinaires, et surtout Brugnone (*Histoire de la maladie des haras de Chivasso*), arrivèrent à la découverte de certaines tumeurs noires, formées d'une matière épaisse, demi-concrète et peu compacte, et situées dans l'intervalle des muscles et des lobes pulmonaires.

Cette matière morbide devint bientôt le sujet de nouvelles recherches de la part de plusieurs hippotomistes avant que les médecins en eussent seulement connaissance. C'est ainsi que les tumeurs *leucomiques* de *Brugnone* furent de nouveau décrites en 1784, par Gotelly-Latournelle, qui observa une épizootie mélanique sur les chevaux du département de l'Ain ; et, jusqu'en 1819, les hommes adonnés à l'anatomie comparative s'occupèrent seuls de l'étude de la *mélanose*. Ce fut alors que Gohier en exposa les principaux caractères dans un travail où il rend compte des travaux de l'école vétérinaire de Lyon. Plus tard, Bayle, Laënnec et Dupuytren retrouvèrent sur l'homme cette nouvelle matière morbide, et en firent une maladie à part.

L'élan était donné, et de l'école anatomo-pathologique créée par ces trois auteurs célèbres, naquirent les écrits de MM. Breschet, Leblan et Trousseau, qui, sentant toute l'importance de l'étude anatomo-pathologique faite sur les animaux, se livrèrent à des dissections nombreuses sur le cheval principalement.

Dans sa dissertation médico-vétérinaire sur la Mélanose, Noeck distingue la mélanose en masse et la mélanose infiltrée.

Nous ne chercherons pas à déterminer si la mélanose est un tissu morbide, comme le voulait Laënnec ; une pseudo-organisation, selon l'opinion de Savenko ; une maladie du tissu cellulaire, comme le pense M. Girard fils ; ou un épanchement sanguin, d'après M. Laurent, quoique cette dernière opinion nous semble la plus probable ; qu'il nous suffise ici de savoir qu'on n'est arrivé à ces diverses conclusions que par le secours de l'anatomie comparée.

Avant ces dernières années, la morve était aussi du domaine de la médecine vétérinaire, et les hippotomistes seuls avaient fait remarquer qu'elle passait facilement des animaux à l'espèce humaine, avec tous ses caractères organiques. La dissection des animaux avait déjà permis de constater l'injection de la pituitaire, les élevures dues à des tubercules nombreux, durs, ulcérés et fournissant une matière sanieuse, épaisse, corrosive, la perforation des cartilages des fosses nasales, l'altération même de la muqueuse qui tapisse les divers sinus de l'appareil olfactif ; et dans ces deux cas litigieux, soit de transmissibilité, soit de caractères organiques, les recherches comparées se sont montrées d'une utilité incontestable.

Beaucoup d'autres productions morbides ont été éclairées par l'anatomie comparée ; c'est ainsi que la matière tuberculeuse, objet de tant de discussions et de tant d'hypothèses, a été fort souvent étudiée sur les diverses espèces de la série zoologique, et que les travaux anatomopathologiques de Mekel sont souvent basés sur les dissections des mammifères plus ou moins rapprochés de l'espèce humaine. Observons, d'après la remarque de Mekel, dit le professeur Lobstein, que les tubercules enkystés sont très-rares dans l'espèce humaine, et qu'on les rencontre plus fréquemment sur certains animaux, tels que le singe, l'antilope et le chien ; car on ne saurait prendre pour un véritable kyste l'écorce ou la couche extérieure d'un tubercule parvenu à cette période avancée, où il représente une cavité remplie d'une matière molle et pultacée. On nous objectera peut-être que puisque on rencontre le tubercule enkysté chez l'homme, les recherches sur les animaux ne sont pas ici d'une importance bien évidente ; mais n'auraient-elles que le seul avantage de permettre d'étudier une des formes de l'altération organique, plus souvent que dans l'espèce humaine, que leur étude serait à nos yeux d'un grand avantage. Ainsi fallait-il, pour renverser toutes les contestations qu'avait créées la tuberculisation enkystée, pour en aplanir toutes les difficultés, examiner cette même lésion, souvent et sous toutes les formes. Comment d'ailleurs apprécier la valeur de l'hypothèse émise par Baron, sur l'existence d'une hydatide comme état primitif du tubercule et comme organe générateur ? Comment ébranler une pareille opinion, soutenue par le célèbre professeur d'Alfort, M. Dupuy, sans avoir recours aux dissections comparées ?

L'étude des entozoaires n'est pas sans avantage pour l'anatomie pathologique. Rudolphe divise cette partie de l'échelle zoologique en cinq classes : les *filiformes* ou *nématoïdes*, les vers à crochet ou *les acanthocéphales*, les vers à suçoir ou *trématoïdes*, les vers plats ou *certoïdes*, les vers vésiculeux ou *cystiques*. Parmi les filiformes, nous rencontrons chez l'homme, d'après le même auteur, la *filaire de Médine*, le *trichocéphale*, l'oxyure vermiculaire, le *strongle géant*, les *ascarides* et les *lombrics*. Une seule espèce des vers à suçoir, bien remarquable, du reste, se trouve aussi chez l'homme, c'est la douve du foie. Les vers plats y sont représentés par le tænia *cucurbitain*, le tænia à longs anneaux ; enfin, on rencontre encore dans l'espèce humaine les *acéphalocystes*, entozoaires vésiculaires, dont tous les zoologistes n'admettent pas l'animalité, propriété qui leur est accordée par Laënnec, Percy, etc.

Quoi qu'il en soit, on nous accordera, sans doute, que les connaissances que nous possédons sur cette partie de l'anatomie pathologique nous viennent en grande partie de l'anatomie comparée ; que cette science nous à fait distinguer le *kyste* des acéphalocystes, des *cysticerques* du tissu cellulaire, et d'autres animaux, de certaines productions morbides organiques.

Dupuytren en découvrant dans les kystes synoviaux du poignet des corpuscules blancs, ovales, pourvus d'une cavité centrale, crut toucher à une découverte et voir un entozoaire d'une nouvelle espèce ; mais l'anatomie comparée vint bientôt, par l'organe de M. Bosc, rectifier l'erreur du célèbre chirurgien de l'Hôtel-Dieu et démontrer que les prétendus entozoaires n'étaient que de nouveaux produits pathologiques.

Nous pourrions nous insinuer encore à travers les divers sentiers de l'anatomie pathologique et démontrer qu'ils sont la plupart du temps éclairés par le flambeau de l'anatomie comparée ; c'est ainsi que lorsqu'il s'agit de distinguer la paralysie du nerf facial de l'apoplexie, l'influence des lésions ou des altérations de la 5e paire, du pneumogastrique, etc. sur les fonctions des organes qu'ils innervent, on s'appuie sur les recherches expérimentales de Charles Bell, qui ont démontré qu'en coupant ces différents nerfs chez les quadrupèdes, le facial était moteur, la 5e paire sensitive, etc. Nous pourrions encore prouver que c'est par des expériences comparatives que M. Brachet de Lyon a éclairé les fonctions de l'état pathologique du système sympathique, que M. Legallois en a fait de même pour la moelle épinière, et MM. Serres et Flourens pour le cerveau.

Le système dentaire viendrait aussi nous offrir sa part de ressources, et la structure des dents, leurs anomalies, leur altération même, ont trouvé dans l'étude de l'anatomie comparée des analogies qui, si elles ne sont pas justes au fond, ne manquent pas néanmoins d'un certain degré d'originalité propre à appuyer les lois ostéogéniques et embryogéniques de M. Serres de l'Institut, si habilement défendues par les Geoffroi-Saint-Hilaire; mais ces dernières considérations nous entraineraient trop loin du cadre que nous nous sommes tracé.

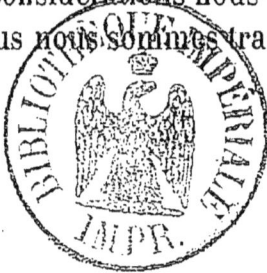

Chanoine, imprimeur à Lyon.

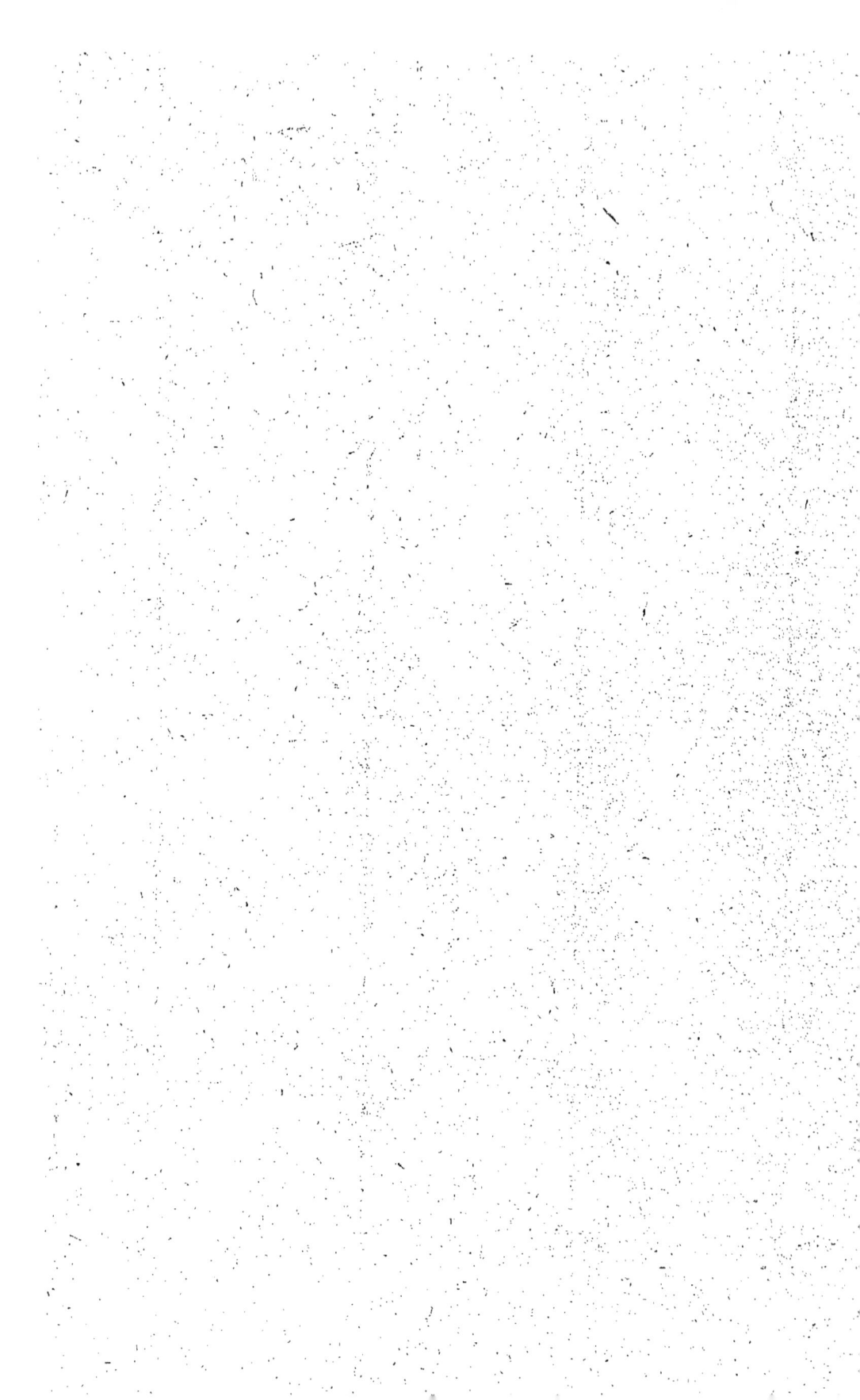

www.ingramcontent.com/pod-product-compliance
Lightning Source LLC
Chambersburg PA
CBHW070756220326
41520CB00053B/4482